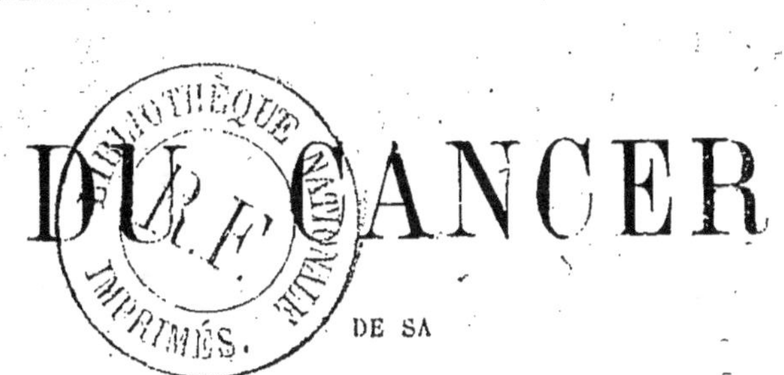

DU CANCER

DE SA

CURABILITÉ SANS OPÉRATION

ET D'UN NOUVEAU TRAITEMENT DES

MALADIES CHRONIQUES

Scrofule. — Syphilis.

Dyspepsie. — Chlorose. — Anémie, etc., etc.

Par le Dr J. CABARET

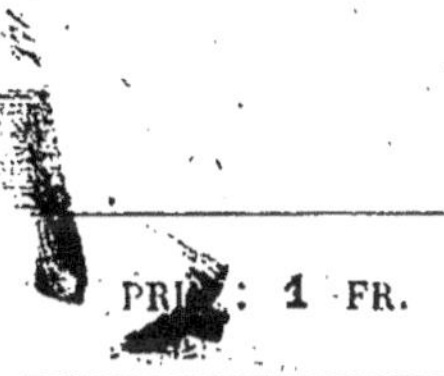

PRIX : **1** FR.

PARIS

EN VENTE CHEZ L'AUTEUR

89, RUE DU CHERCHE-MIDI, 89

—

1872

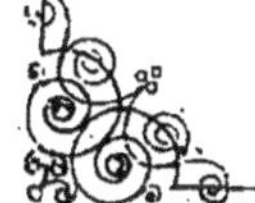

DU CANCER

DE SA CURABILITÉ SANS OPÉRATION

ET D'UN NOUVEAU TRAITEMENT

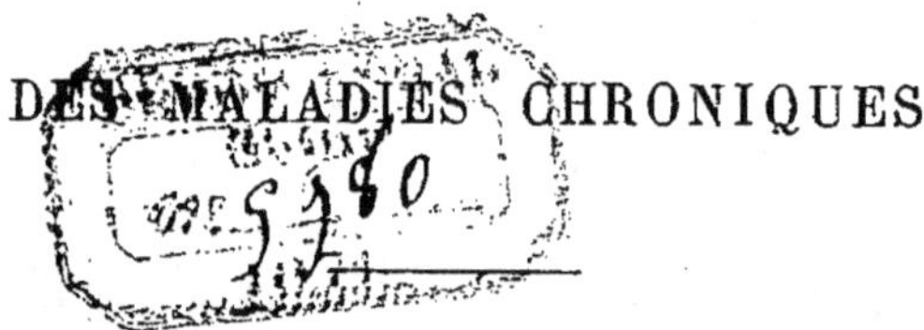

DES MALADIES CHRONIQUES

Quand, il y a quelques années, j'émis pour la première fois, sans réticences et sans précautions de langage, mon opinion sur la curabilité du cancer, ma voix se heurta à un mouvement d'opposition générale. Parmi les critiques qui m'arrivèrent par diverses voies, bon nombre affectaient une forme et des allures extra-scientifiques et affichaient même la prétention d'être blessantes. Cette effervescence confraternelle ne m'émut pas: je m'y attendais.

Je n'ignorais point que le téméraire qui risque une main sur l'auguste édifice de la science officielle, s'expose à toutes les colères des habitués du temple, et qu'il doit être armé d'avance et contre le caillou de l'humble fidèle, et contre le pavé orgueilleux du pontife.

Il ne faut ni s'étonner ni s'indigner de cette tendance de l'esprit humain; elle est une des conditions de sa nature. Ce n'est pas, ordinairement, sans peine ni sans efforts qu'une conviction d'un ordre quelconque, morale, politique, scientifique, religieuse, pénètre dans le cerveau; mais dès qu'elle s'en est emparée, erreur ou vérité, folie ou sagesse, elle s'y établit en souveraine, en fortifie toutes les avenues, et n'en sort pas sans violence.

L'histoire de la science est pleine de ces insurrections du passé contre l'idée nouvelle. Lorsque Lavoisier publia ses travaux sur l'oxygène, travaux qui, comme chacun le sait, contenaient virtuellement toutes les découvertes dont nous avons vu depuis se dérouler la série merveilleuse et inépuisée, Baumé, le vieux adorateur du phlogistique, refusa de s'incliner devant la divinité naissante, et mourut héroïquement dans le culte du faux dieu.

Si donc, dans le pur domaine de la science abstraite, la vérité rencontre tant de résistance et tant d'obstacles, à quel accueil doit-elle s'attendre dans le champ tumultueux de la pratique médicale, où s'agitent tant de passions, tant de rivalités d'influence ou d'amour-propre, et surtout tant d'intérêts matériels?

Nous aimons à croire cependant que les appréciations souvent injustes dont nos idées ont été l'objet, n'ont jamais eu d'autre mobile que l'amour désintéressé du vrai et que les ardeurs d'une croyance différente de la nôtre. La foi, qui l'ignore? a ses emportements comme ses enthousiasmes, et autorise jusqu'à un certain point les éfforts de propagande, et même un certain degré de violence sur les âmes.

Du reste, si la critique et l'intolérance nous ont versé l'amertume à flots, les encouragements ont eu leur tour, et ces encouragements ont pour nous d'autant plus de prix, qu'ils émanent, pour la plupart, de confrères indépendants et impartiaux, et plus soucieux des intérêts réels de la science, que de la fortune d'une tradition scholastique ou d'un système. Nous leur en avons ailleurs adressé nos remercîments, et nous leur en renouvelons ici l'expression sincère.

Quant aux résultats de notre méthode, ils n'auraient pu que nous confirmer dans notre conviction, si nous avions eu besoin de preuves nouvelles. Certes, nous sommes loin de n'enregistrer que des succès; mais les améliorations marquées ou les guérisons définitives que nous n'avons cessé d'obtenir depuis, sont d'autant plus saisissantes que le milieu dans lequel nous opérons est plus défavorable. La plupart, en effet, des malades qui nous sont adressés de tous les points du pays ou de l'étranger, ne nous arrivent qu'après avoir perdu l'élément le plus puissant de guérison, le temps, et après avoir tenté inutilement plusieurs médications.

Cet état malheureux se présente fréquemment (et nous insistons sur ce point) pour les affections de la matrice. Je veux surtout parler de l'ulcération du col. Le malade se soumet avec répugnance à un premier examen. S'il existe une simple ulcération, le médecin, suivant en cela les errements classiques, cautérise faiblement d'abord, pour arriver enfin à l'emploi des caustiques les plus violents : le fer rouge, en particulier.

Des désordres effrayants sont la conséquence de ces moyens routiniers, qui n'ont jamais donné un résultat favorable, mais que les hommes les plus haut placés emploient quand même tous les jours.

Du reste, les observations que nous avons publiées sont assez nombreuses et ont suffisamment de relief et d'authenticité pour éclairer tous ceux dont les yeux ne se ferment pas volontairement à la lumière. Aussi n'y reviendrons-nous pas. Nous regardons le fait comme définitivement acquis à la pratique ; et combien de ceux qui en constituent le fond, pourraient se vanter d'y reposer sur une assise plus large et plus solide ! Notre humeur, d'ailleurs, répugne aux polémiques quotidiennes, aux vaines et bruyantes disputes, aux récriminations, aux personnalités, en un mot aux *cris de l'école*.

Nous aimons mieux réserver toute notre activité et toutes nos heures disponibles à l'étude et au perfectionnement d'une méthode thérapeutique à laquelle le temps rendra justice ; et ce n'est pas trop de tous nos soins et de tous nos instants, car l'histoire des affections que nous combattons étant pleine d'inconnues, la lutte que nous avons à soutenir est semée de variété, d'inattendu, d'embûches et de catastrophes. Notre tâche a cependant, malgré son âpreté, son contingent de satisfactions, et ici nous ne voulons point faire allusion aux succès de notre pratique, incidents passagers qui laissent à peine une trace dans le souvenir même de certains malades, mais aux modifications durables apportées à la spécialité médicale que nous professons, et qui dépassant quelquefois les limites de la sphère étroite dans laquelle nous nous sommes renfermé, atteignent le traitement des affections les plus communes. Ainsi, en cherchant à combattre la cachexie cancéreuse, qui vient si souvent se mettre en travers du traitement le mieux institué et contrarier les plus chères espérances, nous avons été amené à l'emploi de substances à peu près inconnues dans la matière médicale, et dont l'efficacité laisse pourtant bien loin derrière elle la puissance de tous les agents employés jusqu'ici contre les cachexies en général.

Quelques mots d'explication sont ici indispensables pour élucider complétement notre pensée.

Qu'est-ce, en général, qu'une cachexie?

Peu d'expressions reviennent plus souvent dans le langage des praticiens, et il en est peu cependant qui aient eu dans la littérature médicale une fortune plus singulière et des acceptions plus diverses. Les uns ont regardé la cachexie comme une dépravation des humeurs, et les autres comme une maladie générale du solide.

Celse la range parmi les *consomptions* et la considère « comme une habitude défectueuse de tout le corps, qui fait que tous les aliments que l'on prend se corrompent. » Au fond, pour cet auteur, la cachexie est un vice constitutionnel de la nutrition.

Bordeu, s'inspirant de la théorie de Galien sur les cacochymies, admet autant de cachexies qu'il y a d'organes importants ou d'humeurs bien distinctes dans l'économie; pour lui, l'affection est due à la prédominance exclusive et fâcheuse d'une humeur ou d'un organe. Il conçoit aussi l'existence de cachexies fondées sur la présence d'un produit morbide, tel que le pus, les vices dartreux, scrofuleux, cancéreux, goutteux, etc. Ainsi la cachexie tiendrait à la fois de la diathèse et du tempérament.

Pour le célèbre nosologiste Sauvages, l'affection qui nous occupe serait : « une habitude vicieuse du corps, quant au volume, à l'égalité, à la légèreté, à la couleur ; » et, sous cette formule compréhensive, il range une quarantaine d'états morbides ou physiologiques, parmi lesquels on peut compter côte à côte, la maigreur et l'obésité, la grossesse et la rétention d'urine, le cancer et l'hydropisie, l'ictère, le scorbut, la calvitie, etc., etc.

Les auteurs contemporains nous semblent à peu près d'accord sur le sens de cette expression. Ils désignent ainsi un groupe assez nombreux d'espèces morbides différant entr'elles par la gravité et l'origine, mais présentant une symptomatologie commune et une thérapeutique précise, jusqu'à un certain point indépendante de la cause.

La période ultime des diathèses cancéreuse ou tuberculeuse, les diverses espèces d'anémie, la chlorose, le scorbut, la maladie bronzée d'Addisson, la leucocythémie, la scrofule, dans leurs formes les plus accentuées, les suppurations profondes et peu ou point accessibles aux moyens détersifs, les intoxications palustre, mercurielle, saturnine, etc., sont, dans cette manière de voir, les types les plus fréquents et les plus caractéristiques de la cachexie.

Mais quelle que soit l'extrême diversité de sa provenance, l'affection dont il s'agit, affecte une physionomie générale à peu près identique. Les malades qui en sont atteints sont pâles et amaigris, leurs reliefs musculaires ont disparu; leurs tissus sont flasques et semblent fondre sous la pression ; les veines superficielles ont perdu leur teinte azurée, la peau est terne, flétrie et présente constamment une coloration grise, terreuse ou jaunâtre ; les muqueuses ont perdu leur vivacité et se continuent avec la peau sans ligne de démarcation sensible.

Le regard est terne et abattu, les sclérotiques ont des reflets bleuâtres ; le visage exprime la tristesse et la langueur.

Les digestions sont lentes, laborieuses et toujours imparfaites ; l'appétit est faible ou nul, souvent dépravé;

les fonctions intestinales sont irrégulières, accompagnées de ballonnement abdominal, de borborygmes, de douleurs sourdes et oscillent toujours entre la constipation et la diarrhée.

La respiration est courte, précipitée, et l'essoufflement suit de près l'exercice le plus tranquille ; le pouls est accéléré, petit et sans résistance ; les palpitations sont continuelles ou éclatent à la suite de l'émotion morale ou de l'ébranlement physique les plus insignifiants ; le cœur et les gros vaisseaux sont le siége d'un bruit de souffle dont le timbre et l'intensité dénoncent le haut degré d'appauvrissement du sang.

Au milieu de ce désordre général des fonctions de la vie organique, l'intelligence conserve toute son intégrité, mais les fonctions de relation sont plus ou moins atteintes. Il est commun d'observer des paralysies plus ou moins complètes du mouvement ou du sentiment et notamment un affaiblissement notable de la vision ; il n'est pas rare non plus que les malades accusent des douleurs de tête nerveuses ou des névralgies diverses.

Enfin, après une certaine durée de cet état pénible, il survient un mouvement fébrile, léger d'abord, et intermittent qui se montre le soir sous la forme d'accès quotidiens qui insensiblement gagnent en durée, et enfin revêtent le type continu. C'est la fièvre hectique, que l'on chercherait vainement à combattre par les fébrifuges les plus puissants.

La maladie emprunte, en outre, à la cause dont elle procède, un ensemble de symptômes qui lui impriment un cachet particulier. Ainsi, dans la tuberculisation pulmonaire, la toux est incessante, l'oppression extrême, l'expectoration, pour ainsi dire, inépuisable ; il existe encore chez ces malades, des sueurs, des hémoptysies et une diarrhée dont l'opiniâtreté et l'abondance poussent rapidement le sujet au dernier degré du marasme. Chez le cancéreux, on observe des douleurs atroces, des hémorrhagies fréquentes, une suppuration ichoreuse et fétide et une teinte jaune de la peau réputée caractéristique.

Dans la cachexie saturnine, il y a des coliques vioentes, des douleurs arthritiques ou musculaires, une sécheresse pénible de la peau, une constipation invincible, des paralysies, des convulsions, du délire, du coma, etc. Les scrofuleux ont des catarrhes de toutes les muqueuses, des éruptions cutanées, des indurations ou des tumeurs ganglionnaires, des abcès froids, des ulcères, des caries, des nécroses. Les scorbutiques, les leuçemiques, tous les cachectiques, en un mot, ont de même leur catégorie spéciale de souffrances et d'ennuis.

Le mal procède avec une certaine lenteur, mais sa marche est fatale, et plus on approche du dénoûment, plus les traits distinctifs s'effacent pour faire place à une physionomie plus uniforme et identique.

Il se passe quelque chose d'analogue dans les maladies aiguës. Que la mort soit le terme d'une fièvre typhoïde ou éruptive, d'une péritonite, d'une pneumonie ou de toute autre phlegmasie grave, elle a toujours pour avant-coureurs un certain nombre de signes qui sont toujours les mêmes ; la petitesse, l'irrégularité, l'insaisissabilité du pouls, les soubresauts des tendons, la carpologie, le crocidisme ou tout autre mouvement automatique, la cessation des mouvements reflexes de déglutition, le délire, les hallucinations, les convulsions, le coma, les perturbations du rhythme respiratoire, le râle trachéal, annoncent l'imminence de la catastrophe, et impriment à la période terminale du groupe immense et divers des maladies fébriles, un cachet semblable et toujours un. Devant la profondeur et l'universalité des lésions, les nuances nosologiques s'évanouissent, et il semble qu'il n'y ait plus alors qu'une maladie comme il n'y a qu'une santé, et une mort comme il n'y a qu'une vie.

Les cachexies sont-elles susceptibles de guérison? quelle est la thérapeutique qui leur convient? Le pronostic, dans ces maladies, est essentiellement subordonné à la cause. Le phthisique dont les poumons sont indurés ou fouillés profondément et en tous sens, dont le tube gastro-intestinal est semé dans toute son étendue d'ulcères et de tubercules, dont le foie, le cœur même peut-être, ont été envahis par la dégénérescence graisseuse; l'homme atteint d'un cancer inaccessible, la femme qui a laissé ce mal s'étendre au corps de l'utérus ou qui a subi les conséquences funestes de différentes cautérisations; l'enfant qu'un foyer de suppuration profonde, abondante, intarissable, épuise et empoisonne de ses émanations putrides, n'ont guère à espérer de l'art que du soulagement. Mais dans une infinité de cas, la médecine trouve à s'exercer plus fructueusement.

La cause qui tient sous sa dépendance toute la série des phénomènes cachectiques, n'échappe pas toujours à l'action des moyens dont la science dispose; lors même que l'on ne saurait exercer sur elle une action immédiate, il est souvent aisé de l'atteindre par des voies détournées. Ainsi, une opération chirurgicale peut éteindre un foyer d'infection, en mettant à nu son foyer ou en le supprimant ; ainsi, un *traitement rationnel* peut anéantir un cancer sur place et l'empêcher de rayonner au loin son influence délétère ; à l'aide d'une médication rationnelle on parvient assez souvent à enrayer la tuberculisation pulmonaire ; un changement de profession, d'hygiène, de milieu, sont tout-puissants contre les premières atteintes de la scrofule, du scorbut, des intoxications palustre, mercurielle, saturnine, etc. Enfin, par une médication spéciale, *la médication anti-cachectique*, on peut affermir l'organisme et le rendre habile à lutter avec succès contre les conséquences d'une cause locale ou d'un vice général. Quelques exemples nous suffiront, pour établir l'évidence de cette dernière assertion ; nous les choisirons de préférence parmi les maladies les plus fréquentes et les plus connues.

Soit une de ces affections si communes du genou que l'on désigne sous la dénomination un peu vague de tumeur blanche.

Dans cette maladie, tous les tissus et tous les organes qui entrent dans la structure de l'articulation et même de la région, sont frappés : la peau est tendue, luisante, adhérente aux masses sous-jacentes ; le tissu cellulaire est induré et accidenté de trajets fistuleux, de noyaux cicatriciels et de collections purulentes ; la synoviale a disparu, les ligaments ont subi diverses altérations ; les cartilages diarthrodiaux sont ramollis, décollés, érodés, et même complétement résorbés. Les os sont le siége d'une suppuration qui inonde le voisinage, ramollit et macère tout ce qu'elle baigne, et qui tend à s'éterniser. Quand le mal est arrivé à cette période d'état, le médecin ne peut plus avoir qu'un but ou plutôt qu'une espérance : tarir la suppuration, chercher la rigidité, la consolidation de tous les éléments péri-arthritiques et même la soudure des surfaces osseuses devenues contigues; en un mot tenter l'ankylose.

Mais avant d'arriver à cette bienheureuse terminaison, il y a des périls que l'on ne parvient pas toujours à conjurer. Le pus accumulé dans des cavités profondes, irrégulières, anfractueuses, communiquant avec l'extérieur seulement par des trajets étroits, longs, sinueux, ne se vide jamais complétement; et comme dans cette stagnation prolongée, il se trouve à une température assez élevée et au coutact de l'air; il se putréfie rapidement comme il le ferait, d'ailleurs, dans ces conditions, dans tout autre réceptacle. Alors ses globules tombés en diffluence et les éléments protéiques de son plasma dégagent à flots des gaz ammoniacaux et des miasmes putrides. Ces produits éminemment aptes à l'absorption et environnés de toutes parts par une membrane vivante, passent aisément dans le torrent de la circulation. Le sang se trouve donc à chaque instant inondé de produits septiques que le travail de la circulation va disséminer dans tout l'organisme. En présence des conséquences réelles et possibles d'une semblable contamination, si l'esprit éprouve un étonnement, c'est que la vie puisse réagir, même pendant un temps très-court, contre une telle puissance de dissolution.

Le problème médical que soulève l'examen de cet état se trouve donc réduit à ce redoutable dilemme :

L'organisme du malade aura-t-il une énergie suffisante pour résister aux effets de l'infection putride jusqu'à l'amendement de la lésion du genou?

Dans l'affirmative, le succès est assuré : l'ankylose sera obtenue et tout rentrera dans l'ordre ; mais dans le cas contraire, la mort est fatale.

Cette conjoncture qui se présente journellement, nous semble bien propre à mettre en relief et l'opportunité et l'importance de la médication *anti-cachectique, c'est-à dire, de l'ensemble des moyens qui conspirent avec la nature contre l'action délétère des miasmes putrides menaçant la vie.*

Dans la tuberculisation pulmonaire, les choses se passent d'une manière analogue et presque identique. Dans certains cas, ainsi que nous l'avons dit plus haut, le mal primitivement général ou rapidement généralisé, coupe court à l'espérance. Dans ces circonstances, la mission de l'art et de la solidarité humaine, se réduit à soulager les souffrances du malade, à jeter un voile sur les tristes réalités de son état, et l'endormir pour ainsi dire dans la mort. Mais le plus souvent, la lésion se réduit à une ou deux cavernes, et la mort, quand elle arrive, est moins le résultat de l'altération pulmonaire que des progrès de l'infection putride.

En effet, le pus contenu dans les excavations pulmonaires, mis en rapport avec l'atmosphère par l'intermédiaire de l'arbre aérien, se putréfie et, comme dans le cas précédent, les produits de la décomposition absorbés par les veines vont se répandre dans toute l'économie et y semer les germes d'une infection générale. Mais si l'organisme aidé des secours de l'art peut triompher de cette phase critique, la caverne se cicatrise, la source infectieuse disparaît avec elle et la santé générale se rétablit. La même théorie s'applique au cancer et l'on en trouve-

rait facilement des preuves nombreuses dans la collec-
tion d'observations que nous avons déjà publiées. Il serait
inutile de pousser plus loin ladémonstration.

Il demeure donc établi que la cachexie est d'ordinaire
le retentissement dans toute l'économie d'une lésion
locale, retentissement capable d'entraîner la mort avant
la complète évolution du mal primitif.et que la médication
anti-cachectique, secondaire en théorie, acquiert en
réalité une importance capitale.

Les éléments principaux du traitement de ces sortes
d'affections sont les analeptiques, les toniques, les sti-
mulants, c'est-à-dire, le fer, le quinquina et les autres
amers, un certain nombre d'espèces de labiées et de sy-
nanthérées, etc.

L'agent nouveau que nous avons introduit dans la
thérapeutique n'a pas pour but de grossir d'une unité
la liste déjà considérable des anti-cachectiques; des ex-
périences nombreuses et exécutées avec toute la rigueur
et la précision scientifiques, nous ont prouvé que son efficacité surpasse la puissance curative isolée ou collective
de toutes les substances usitées jnsqu'ici. Son mode d'ac-
·tion diffère aussi radicalement de celui des anti-cachectiques. Tandis que ceux-ci agissent en stimulant le tube
digestif, en facilitant l'assimilation et en reconstituant
rapidement le sang, les tissus et les organes, l'autre
réagit directement sur les matériaux putrides charriés par
le sang et les transforme en substances inertes ou tout au
moins innocentes. Il résulte de là que notre remède n'est
point exclusif de la médication classique et qu'il en est
au contraire l'auxiliaire le plus puissant et le complé-
ment le plus heureux. D'après l'expérience, son activité

s'est manifestée surtout dans la thérapeutique du *cancer*, de la *scrofule*, de la *syphilis aiguë*, des *accidents secondaires* et *tertiaires*, des *dyspepsies*, de la *chlorose*, de l'*anémie*, des *infections putrides* et *miasmatiques* et de la *tuberculisation pulmonaire*.

Nous regrettons que le cercle tout spécial de notre pratique ne nous ait pas fourni l'occasion d'étudier son action sur le sang chargé de granulations pigmentaires, de corps amyloïdes, de leucocytes, etc., etc.

Quant à la voie par laquelle cette notion nous est arrivée, elle n'a rien de miraculeux, ni rien de tout à fait fortuit. C'est un heureux incident de notre manière générale de procéder. Deux méthodes se partagent l'empire de la science et se disputent les préférences des médecins; l'une est dite rationnelle, et l'autre expérimentale ou empirique, en laissant bien entendu à cette dernière expression son sens primitif et bienveillant, le seul conforme à son étymologie. La première, plus brillante et plus expéditive, donne plus de satisfactions à l'amour propre et à l'esprit; mais elle est sujette à se fourvoyer dans l'hypothèse et à fournir des résultats plus spécieux que positifs.

En touscas, si elle excelle à imaginer des médications, c'est-à-dire à organiser la mise en œuvre des médicaments connus, elle est inhabile à en découvrir de nouveaux.

La seconde coupe les ailes à l'imagination et se traîne péniblement dans le sentier de l'expérience; elle procède avec lenteur et patience, mais avec sûreté. Elle est, à notre avis, la seule rigoureusement scientifique; car, tandis que sa rivale use bruyamment l'activité humaine en constructions fragiles et en systèmes passagers, elle-même recueille sans bruit, à travers les âges, les qeulques vérités fondamentales de l'histoire de l'homme sain ou malade.

C'est vers elle qu'inclinent les tendances de notre esprit, et c'est elle que nous avons adoptée, sans nous dissimuler ce qu'elle exige d'abnégation et d'efforts laborieux. Qu'importe, d'ailleurs, l'obscurité de la tâche et la lenteur du résultat? Le progrès scientifique vit de temps et d'efforts souvent ignorés ; car si, d'après le mythe de l'antiquité, la sagesse sortit un jour d'un seul jet du cerveau d'un dieu, la science, fille du génie de l'homme, ne saurait naître et grandir qu'à la condition d'une préoccupation constante et d'un travail incessant.